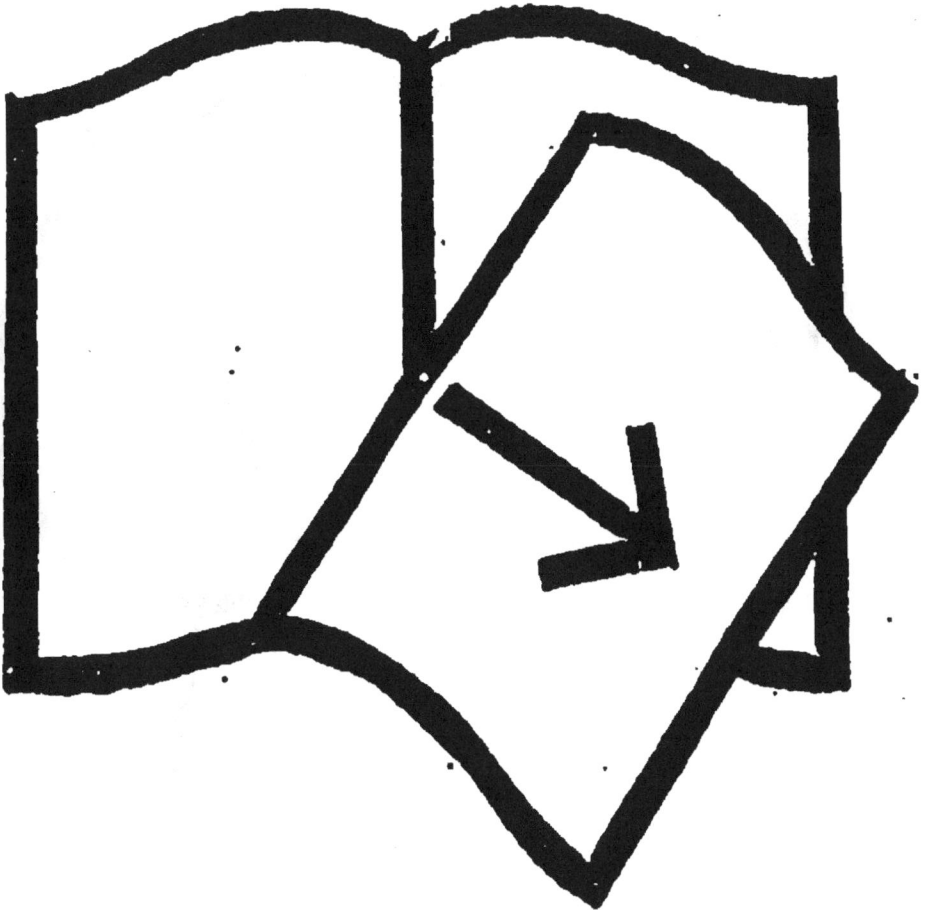

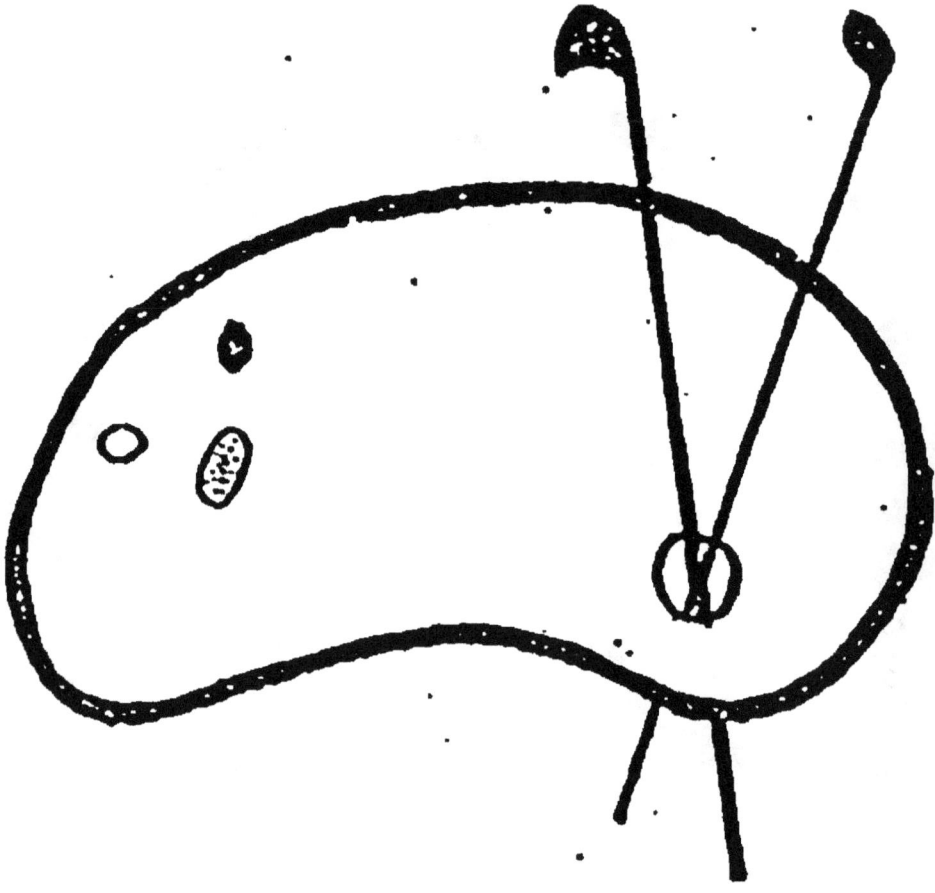

MORLAIX

SON HISTOIRE
SES MALADIES
SON HYGIÈNE.

D' BARET

MÉDECIN-MAJOR AU 118°

MORLAIX
Imprimerie, Lithographie, Papeterie et Reliure
de J. Letreguilly, Place Thiers, 11

MORLAIX

SON HISTOIRE
SES MALADIES
SON HYGIÈNE

D' BARET

MÉDECIN-MAJOR AU 118°

MORLAIX

Imprimerie, Lithographie et Reliure de J. Letreguilly
Place Thiers, 11

CHAPITRE I

MORLAIX AUX TEMPS ANCIENS

Le territoire de Morlaix était déjà peuplé à l'âge du bronze.

En 1871, lors des fouilles faites dans la villa de Bagatelle, à proximité de la ville, on exhuma des tumuli qui renfermaient trente-quatre urnes funéraires où se trouvaient déposés des ossements calcinés des fibules et des bracelets en bronze.

C'était l'héritage laissé par la race primitive.

Des médailles romaines du temps de Gordien à Gallien (238-268) trouvées dans les substructions du château, une petite statue en or de 33 millimètres de hauteur représentant une femme nue et portant une main à sa bouche et l'autre au bas des reins, véritable déesse du silence, qu'on suppose avoir appartenue à quelque femme d'officier ou de magistrat romain, sont précieusement conservées à l'hôpital de Morlaix et attestent que les Romains y avaient établi un oppidum.

Cette station, qui s'appelait Julia, fut abandonnée ou détruite vers le déclin de l'Empire romain,

L'histoire de Morlaix ne commence guère que vers l'an 1100. Ce n'était alors qu'un petit port de commerce, constitué par ce qui forme actuellement le quartier Saint-Mathieu et le Château, appartenant aux comtes de Léon.

C'est à sa proximité de la mer (*mor*, mer et *laëz*, près de) ou à sa situation dans un ravin très prononcé (*mons relaxus,* mont entr'ouvert) que ce petit port doit son nom.

Les luttes meurtrières, le pillage et l'incendie marquent sans cesse les diverses étapes de son histoire.

En 1187, Henri II roi d'Angleterre, celui qui assassinait les archevêques, vint l'assiéger et s'en empara après un siège de neuf semaines.

Des hauteurs du Créou, du Portzmeur et de Traon-ar-Velin, on lança de si grosses pierres et la famine devint si cruelle que la ville fut forcée de se rendre et devint la propriété des ducs de Bretagne.

Jusqu'en 1372, la ville resta au pouvoir des ducs de Bretagne ; mais à cette époque, se trouvant lassée de mauvais traitements que lui faisait subir la garnison anglaise qui lui était imposée, elle se révolta, et avec le secours des Compagnies françaises commandées par Duguesclin, chassa les soldats anglais ; malheureusement, les Anglais firent un retour offensif, sous le commandement du duc Jean IV, et, malgré les supplications des habitants, malgré leurs cris de «miséricorde, vive Bretaigne», malgré le dévouement d'un bourgeois de Morlaix qui, nouvel Eustache de Saint-Pierre, vint pieds nus et la corde au cou, offrir sa vie pour sauver celle de ses compatriotes, 50 notables furent pendus devant le Château.

Au commencement du XVIᵉ siècle, la Bretagne se trouvant réunie à la France par le mariage de la duchesse Anne avec Charles VIII, Pierre de Rohan vint recevoir le serment des Morlaisiens.

En 1506, la duchesse Anne visita Morlaix et reçut en présent un petit navire d'or enrichi de pierres précieuses, ainsi qu'une hermine blanche apprivoisée, portant un collier de diamants; en retour, elle laissait un calice en vermeil et faisait construire à Morlaix même le premier vaisseau remarquable de la flotte française (*la Cordelière*) sur lequel, en 1513, Hervé de Portzmoguer (*Primauguet*), à la tête de quelques bâtiments, attaqua une forte escadre anglaise et la battit.

Dans la nuit du 30 juin 1522, la ville fut de nouveau pillée et saccagée par les Anglais, avertis par un traître qu'elle se trouvait sans défense, la noblesse se trouvant à la montre de Guingamp et les bourgeois à la foire de Noyal-Pontivy. Cette fois encore elle eut son héroïne dans la personne d'une chambrière qui voyant ses maîtres se sauver, resta dans la maison, souleva la trappe de la cave, et l'inonda en ouvrant la vanne qui communiquait avec la rivière. Plus de quatre-vingts Anglais trompés par l'obscurité s'y noyèrent, et l'héroïne, dont l'histoire ne nous a pas conservé le nom, périt victime de son dévouement au foyer de ses maîtres.

C'est à la suite de ce désastre, que les habitants, pour en éviter le retour, firent construire à l'entrée de la rade, le Château du Taureau.

En 1548, Marie Stuart, débarquée à Roscoff pour venir en France épouser le Dauphin, devenu depuis François II, fit à Morlaix une entrée triomphale. Tous voulaient voir cette future reine qui, trente-neuf ans plus tard devait porter sa tête sur le billot. C'était alors «la petite reinette écossaise dont le sourire seul faisait tourner toutes les têtes françaises»; auss' lo pont-levis trop chargé do la porto do la prison so rompit et tomba dans la rivière. Il n'y eut aucune victime, les eaux étant basses, mais les Ecossais do la reine restés de l'autre côté so mirent à crier : «Trahison, trahison », et c'est alors que le seigneur do Rohan voisin de la litière royale, leur jeta ce cri connu de tous : «Jamais Breton no fit trahison ».

Une èro do prospérité, de négoce, de tranquillité commençait pour Morlaix, quand en 1583, la ville rendant hommage au duc do Mercœur so vit engagée dans la Ligue. Le 25 août 1594, le maréchal d'Aumont général de l'armée royale, s'en faisait remettre les clefs et promettait protection contre les ligueurs qui s'y trouvaient. Ceux-ci au nombre do 500 so réfugièrent dans le Château et sous les ordres du gouverneur do Rosampoul so défendirent, mais en vain, pondant cinq semaines contre les trois mille hommes du général.

La Ligue laissa la ville ruinée. Au commencement du XVI° siècle, la famino so montra dans la campagno ravagée par le pillage des gens do guerre : les malheureux paysans réduits à se nourrir de graine do lin, d'oseille sauvage et d'orties, mouraient do faim; la posto décima la ville et celle-ci fut do longues années à so relever.

Lo XVII° siècle fut à Morlaix lo siècle du gaspillage. Les juges royaux alors administrateurs de l'autorité, so faisaient payer fort cher leur présence aux assemblées de la ville. Tout so faisait par procédures, par actes notariés; les collations étaient fréquentes, les juges avaient gratis leur provision de vin..... Ce qu'en ce siècle il fut présenté de collations à l'occasion d'uno installation quelconque, ce qu'il fut fait do déjeuners à l'arrivée ou au départ d'un prédicateur, ce qu'il fut envoyé aux avocats conseils do barils de confitures dépasse l'imagination; et la caisse de la ville était l'arsenal commun où l'on puisait.

Ce fut également le siècle des folies dévotes; la ville s'engageait à verser annuellement deux mille quatre cents livres au chanoine du Mur, deux cents livres à la fabrique, deux cent quarante livres au prédicateur du carême, quarante à celui d'octave du Saint-Sacrement, cent à celui de la Dominicale, cinq cents à celui de l'Avent, deux cent quarante-deux à l'église Saint-Martin, etc..... Bref, alors que les revenus montaient jusqu'à cent mille livres (1626), on ne construisit que l'auditoire, les halles et une partie de l'hôtel de ville.

Au XVIII° siècle, grâce à la longue paix que le ministère du cardinal Fleury donna à la France, Morlaix vit son commerce s'élever et s'accroître, et quand, de 1733 à 1737 le maire Daumesnil vint prendre en mains ses intérêts, il remit de l'ordre dans les finances et donna de l'autonomie à la municipalité; prévoyant l'avenir de la ville, il élargit ses rues, créa ses places, remplaça les ponts en bois qui réunissaient les faubourgs à la ville par des ponts en pierre, transforma en quais les rives du bassin, fit nettoyer le port envahi par les vases, et là où abordaient avec peine des barques de dix tonneaux, des navires de quatre cents tonnes entraient facilement, faisant de Morlaix le premier port commerçant de la Basse-Bretagne. C'est sous son administration que fut commencé l'hôpital et que le gouvernement établit sa manufacture de tabacs dans l'entrepôt de la Compagnie des Indes.

L'essor était donné et dans le siècle présent, chacun de ses successeurs poursuivant l'application de son idée générale n'eut jamais qu'un but : l'amélioration, l'embellissement et l'assainissement de la ville.

2°

MORLAIX AU TEMPS ACTUEL

Actuellement; Morlaix sommeille paisible dans sa vallée. Devenue pacifique, la ville s'est entièrement livrée à son commerce, Certes, ce n'est plus le temps où sous l'impulsion de la Compagnie des Indes, les navires bretons ou étrangers emplissaient le port, où les lourdes galiotes hollandaises venaient pour emporter les blés, où les felouques espagnoles enlevaient les beurres et les toiles, où nos bricks apportaient aux Norvégiens, aux Russes, aux Danois, la cire et le miel; mais elle peut encore à bon droit compter sur son négoce.

Ses foires aux chevaux sont et seront longtemps célèbres.

C'est là que Saint-Pol, Sibiril, Plouescat, Ploujean envoient leurs fortes races à la tête lourde et carrée, à la ganache prononcée, à la croupe large, aux pieds évasés, encore empâtées de l'herbe humide et grasse de la côte, qui de Morlaix doivent aller alimenter le dépôt des tramways de la capitale.

C'est là que le Ponthou, Plougonven, Pleyber, Saint-Thégonnec, Sizun, Comanna, conduisent et laissent leurs chevaux légers, à la tête petite, aux épaules sèches au corps ramassé, à la peau fine et aux poils soyeux, vifs, pleins d'ardeur, appelés à juste titre les Cosaques de la France.

L'heureuse situation de son port à l'entrée de la Manche facilite sur une large échelle l'exportation des graines, des légumes, des œufs et surtout du beurre.

C'est ainsi qu'en 1887, on compte 1,359 navires sortants, totalisant 16,282 tonnes.

Une des principales importations par les navires étrangers est celle des bois du Nord. Les navires français arrivent chargés surtout de farines, vins et eaux-de-vie, de fer et des variétés de denrées universellement consommées.

Morlaix se fait riche encore des visites que lui font chaque année les étrangers qui y affluent pour contempler son gigantesque viaduc, ses vieilles maisons en bois à pignon sur rue, ses rues en escaliers, ses jardins étagés et les rives de son port si goûtées des Morlaisiens.

C'est par un temps brumeux, sous le ciel gris et triste des journées de novembre qu'il faut s'égarer sur la rive droite, et, soit que l'œil s'arrête sur les brunes collines aux arbres séculaires, sur lesquelles s'élèvent de nombreux châteaux, soit que marchant encore, on arrive à l'endroit où le flot toujours rageur apporte ses noirs galets et ronge en ses jours de déchaînement les talus qui lui font obstacle, on se sent pris, malgré soi, de cette mélancolie profonde mais non sans charmes, dont chaque Breton est marqué au front.

Si le ciel est bleu, si la rivière est haute, c'est sur sa rive gauche qu'appellent près des vertes prairies qui la côtoient, la cloche argentine du monastère de Saint-François et le petit village de Locquénolé où aux pieds de modestes maisons blanchies à la chaux se balancent les barques des pêcheurs, Locquénolé qui n'est pas assez fier de ses minuscules plages au sable délicat, Locquénolé qui fait rêver d'Ischia.

3°

GÉOLOGIE, ETHNOGRAPHIE

LES MORLAISIENS

———◦◇◦◇◦◇◦———

Le terrain de Morlaix est un terrain essentiellement schisteux, constitué surtout de la grauwacke dans laquelle se montrent les pséphites, particulièrement sur la colline du Château de Morlaix, et les eurites sur tout le quai. Les roches ignées en traversant la grauwacke en ont ondulé et tourmenté les strates en tous sens.

La race primitive qui occupait le territoire de Morlaix était petite, dolichocéphale.

Deux mille ans avant l'ère chrétienne, une première poussée de conquérants aryens déborde de l'Orient, envahit cette partie de la Gaule, connue sous le nom d'Armorique, s'en rend maitre, puis se croise avec ceux qui l'occupaient. C'est de ce croisement que nait la race celtique. Les Celtes avaient le crâne sous-brachycéphale, à région antérieure large et saillante, la dépression naso-frontale forte, le menton rond et large, le cou court, les épaules larges et horizontalement placées, les membres courts, mais bien musclés, trapus, la taille petite. Pendant des siècles, le territoire conserva intact son cachet celtique et c'est contre cette première forte race qu'eurent à se mesurer en Armorique les légions de César.

Au Vᵉ siècle de notre ère, la Grande-Bretagne déverse sur l'Armorique le reflux des Belges battus par les Barbares; ces mêmes Belges, qui mille ans avant l'ère chrétienne, avaient franchi le Rhin, traversé la Gaule, sans pouvoir entamer l'Armorique, pour se rendre dans la Grande-Bretagne venaient maintenant lui demander asile. Comme ils arrivaient pauvres et suppliants et comme l'eau sainte du baptême avait coulé sur leur front, les Celtes leur donnèrent des terres.

Cette race Belge, appelée encore race Kymrique ou race des Bretons insulaires avait le crâne dolichocéphale volumineux, à diamètre antéro-postérieur considérable, la face haute et peu large, les cheveux blonds ou roux, les yeux de couleur claire et la stature élevée.

Lors de l'invasion de l'Armorique par les Barbares, les Celtes et les Belges s'unirent pour la résistance et donnèrent à la péninsule son nom de Bretagne.

Actuellement on peut encore retrouver des types assez purs de ces deux races, le Celtique dans les montagnes, le Belge sur la côte.

Bien que légèrement modifié, le Celtique est le type auquel se rattachent les Morlaisiens et peut se résumer ainsi : crâne sous-brachycéphale, front très saillant particulièrement chez les femmes ; cheveux lisses et plats, raides, peu abondants, châtain foncé ou roux, nez relevant fortement, yeux d'un gris clair, face arrondie, menton développé, teint coloré, cou court, épaules larges et horizontalement placées, poitrine large et développée chez l'homme; courbes rachidiennes peu prononcées donnant à la démarche de la raideur et de l'absence d'élégante souplesse, membres supérieurs musclés, courts, aux extrémités fortes, membres inférieurs grêles, et contrastant avec le développement des membres supérieurs.

Les pieds plats sont tellement fréquents qu'il me

paraît utile d'y insister. Bien qu'ils soient bons marcheurs, on trouve constamment sur le cou-de-pied des ouvriers, des journaliers et des paysans dont la chaussure habituelle est le sabot, un calus occasionné par le frottement de la bride du sabot sur cette région. Cette légère difformité, il faut le savoir, est parfois une gêne, au port du soulier, et il faut la prévoir avant le jour où les fils de l'Armorique auront à laisser reposer leurs sabots pour chausser de nouveau le brodequin national.

En envisageant les Morlaisiens sous un autre jour, on est frappé de voir combien, sans être exempts de défauts ils tiennent à cœur de rester les éternels gardiens des vertus de leur race.

L'amour violent de leur pays est qualité dominante. Le Morlaisien vit dans la maison de ses pères et meurt au bruit de la même rivière et des mêmes arbres qui l'endormait tout enfant.

Né sur une terre souvent ingrate, dont bien des sites sont sauvages et désolés, il semble par sa puissante affection pour elle vouloir chercher à la consoler de sa pauvreté, et bien que plus loin il y ait un ciel clément, des terres fertiles, il n'y placera jamais son affection.

Du reste, la persévérance avec laquelle s'est transmis de génération en génération, le langage celtique qu'on y parle encore couramment, et dont plusieurs radicaux se rapprochent des langues d'Asie, n'est-elle pas la marque la plus probante de cet attachement profond au si lointain passé ?

Malheureusement, près de l'amour du pays il y a le mal du pays, ce lieu commun, sentimental, que tout le monde sait, que tout le monde répète et que personne ne sent comme dans cette contrée.

Combien de ses fils, terrassés par la nostalgie

dormeut aujourd'hui sous la mouvante terre d'Afri-
que leur dernier sommeil alors qu'ils avaient rêvé
d'une étroite place dans le cimetière du pays sous
l'égide de leur clocher. Il résulte en effet des obser-
vations de MM. Martin et Folley que la mortalité en
Algérie des français des départements méridionaux
est bien moindre.

L'énergie et la vigueur morale sont également à
signaler. Le travail le plus pénible ne rebute pas les
morlaisiens ; ils savent peiner, ils savent souffrir et
quand le tranchant du bistouri s'enfonce dans les
chairs, sans un cri de douleur, sans un souffle de
plainte, il faut bien avouer cette fois que l'Armorique
a vaincu le midi ; toutefois, il faut le reconnaître
cette énergie a le tort de ne pas s'allier à de la souplesse, (même à celle du caractère) à de l'initiative,
à de l'esprit de combinaison, et trop souvent elle
vient se heurter à des difficultés qu'elle pourrait
tourner.

Le caractère s'harmonise avec le pays. Peuple à
enveloppe de pierre, il est sombre, vit en dedans: sa
joie « tout intime et contenue a peine à se révéler
on la sent mais elle ne se montre pas». Le plus souvent ses yeux reflètent la mélancolie de son ciel et en
le grattant, on retrouve le druide, dépositaire des
rites, des traditions et des pensées de ses pères. En
le voyant si calme, si replié sur lui-même, je ne puis
m'empêcher de penser que le règne des philosophes
est passé ; ce n'est plus en soi-même maintenant qu'il
faut regarder, mais au large, si l'on veut que le progrès apporte dans ses étapes, plus pénibles ici
qu'ailleurs, les bienfaits dont il dispose.

E. Souvestre disait des Bretons :

« Leur nature ne les porte point à l'ambitieuse et
« incessante recherche du bien être ; ils ne courent
« après la fortune, ni ne l'attendent ; le pain de cha-

« que jour, l'ivresse du dimanche, un lit de paille
« pour mourir à soixante ans ; voilà leur existence,
« leur avenir, et ils l'acceptent comme définitif. La
« misère est à leurs yeux une maladie héréditaire
« et incurable. »

Les Morlaisiens qui liront verront si ce jugement
porté par un de leurs fils rejaillit également sur eux.

Morlaix est la patrie de plusieurs hommes célèbres.
Ce sont :

HERVÉ NÉDELLEC, savant théologien, général de
l'ordre des Dominicains, disciple de Saint-Thomas
d'Aquin.

ALBERT LE GRAND, auteur en 1636 des vies des
Saints de Bretagne.

Les amiraux CORNIC et de TROBRIANT.

Le général MOREAU dont le nom décorerait
sûrement la plus belle place de la ville si le vainqueur
de Hohenlinden ne s'était pas fait l'homme de 1813.
Lorsque sa ville natale a jugé que le boulet vengeur
le mutilant devant Dresde, près le quartier général
des alliés n'avait pas fait œuvre suffisante d'expia-
tion, elle s'est rappelée le cri de Rohan jeté en 1548
et a montré qu'à ses vrais fils seuls, elle sait
élever les pierres du souvenir.

EMILE SOUVESTRE, qui dans son ouvrage *des
derniers Bretons*, a entremêlé les paysages et les
traditions populaires de la Bretagne, a donné son
nom à une des places récemment construite. Il y
était né en 1806.

VICTOR MASSÉ est également de Morlaix.

EAUX D'ALIMENTATION DE MORLAIX

Avant 1891, l'eau d'alimentation provenait de sources captées en dehors de la ville, sur les hauteurs du Créou.

Nous devons à l'obligeance de M. Hervé, pharmacien à Morlaix de pouvoir en donner ci-dessous l'analyse :

Limpidité.	excellente
Saveur.	franche
Carbonates.	0.022
Sulfates.	0.012
Chlorures.	0.051.
Matières organiques. . . .	0.012

Depuis 1891, l'eau consommée provient d'autres sources ; cette captation fut déterminée par l'insuffisance du débit des sources du Créou et la permanence des épidémies de fièvre typhoïde.

Elles proviennent, suivant les renseignements qu'a bien voulu nous donner M. Louis, architecte de la ville, des eaux recueillies sur la voie du chemin de fer de l'Ouest entre la ga e de Morlaix et le passage à niveau dit : *Ty maudei*, coté 128, au-dessus du niveau de la mer (côté Brest).

La longueur de la canalisation tant en galeries souterraines qu'en tuyaux en fonte est de 7.500 mètres jusqu'au réservoir.

Le réservoir d'une capacité de 1000 mètres cubes est établi comme il suit :

Trop plein.	85'm.	20
Départ	81 m.	30
Radier	81	20

Toutes ces cotes sont rapportées au niveau des plus basses mers d'équinoxe.

Les bornes fontaines alimentant les divers quartiers sont au nombre de 20, auxquelles on doit ajouter 15 pompes ou robinets qui existaient avant le service des eaux.

La pression atmosphérique est de , 7. 50 dans la partie basse de la ville (Rue du Pavé).

Analyse :

Carbonate de chaux.	0.0091
d⁰ de magnésie.. . . .	0.0090
Sulfate de Chaux.	0.0052
Sulfates de potasse et de soude. .	0.0070
Chlorures.	0.0175
Alumine, fer	0.0010
Matières organiques.	0.0155
Acide carbonique.	0.0085

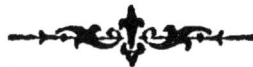

Mouvement de la population de Morlaix depuis 1870

Années	POPULATION RECENSEMENTS	Neissances	Décès
1870		505	817
1871		448	729
1872	14.359	423	600
1873		471	617
1874		512	576
1875		482	672
1876	15.183	510	774
1877		492	698
1878		498	758
1879		491	667
1880		431	640
1881		460	755
1882	14.028	441	570
1883		415	564
1884		447	611
1885		488	674
1886	14.639	502	642
1887		450	653
1888		469	640
1889		445	590
1890		428	713
1891	16.300		

De la lecture de ce tableau se dégagent les enseignements suivants :

1° Le mouvement de la population reste stationnaire. Le chiffre de 16,300 donné par le dernier dénombrement, tranchant sur les précédents, n'est qu'un chiffre trompeur par suite des garanties plus grandes que de coutume dont on s'est entouré au dernier recensement.

Le mouvement d'accroissement en France, se ralentit de plus en plus, et si pour l'opposer à la Normandie, on a montré que la Bretagne prospérait, si le Finistère a pu de 1872 à 1876, gagner 23,000 habitants, il est facile de se rendre compte que Morlaix y est pour peu.

2° La natalité générale, c'est-à-dire le rapport existant entre le nombre de naissances et la population demeure élevée, tandis que sur toute la France on compte de 26, 1 à 26, 5 naissances sur 1000 habitants, ici la natalité est de 30, 2.

3° La mortalité est énorme. On reste stupéfait en faisant cadrer le rapport de la mortalité et de la natalité et en constatant depuis 20 ans, l'excès de la première sur la seconde.

<pre>
          39 décès pour 1000 à Morlaix
à opposer à 22, 51 pour la moyenne de la France
          36   pour la Russie.
    de 36 à 37 pour la Hongrie·
          32   pour l'Autriche
          32   pour la Bavière.
          30   pour l'Espagne.
    de 27 à 28 pour la Prusse.
          21   pour le Danemark.
    de 18 à 19 pour la Norwège.
</pre>

Si l'oxcès do natalité y entro pour sa part, la mé-
diocrité do l'état sanitairo de la ville ot pardessus
tout l'absonco d'organisation d'un servico médical
pour la classo pauvro, on sont los grandos causos.

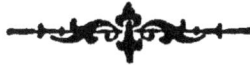

CHAPITRE II

PATHOLOGIE MORLAISIENNE

Les conditions idiosyncrasiques et extérieures, dans lesquelles se trouve placée la population de Morlaix élèvent à un taux assez élevé le chiffre de sa morbidité.

En consultant la statistique hospitalière de ces dernières années, on peut se rendre compte de l'état du mouvement de ce petit hospice qui ne dispose que d'une salle pour les hommes et d'une pour les femmes.

ANNÉES	ENTRÉES			
	hommes	garçons au-dessous de 15 a.	femmes	filles au-dessous de 15 ans
1882..	175	14	113	12
1883..	213	12	94	10
1884..	184	12	120	17
1885..	188	7	106	7
1886..	168	21	109	8
1887..	224	29	88	10
1888..	207	17	95	9
1889..	201	15	117	16
1890..	255	15	127	21

Deux affections dominantes donnent au pays son cachet pathologique : 1° la tuberculose, à laquelle succombe la plus grande partie des habitants ; 2° la fièvre typhoïde qui fait vivre les médecins. Je passerai seulement en revue les maladies dont la fréquence, la marche spéciale au pays, l'étiologie relevant tout particulièrement du genre de vie adopté, appellent l'attention.

MALADIES GÉNÉRALES

1° — *Phtisie Pulmonaire,* — *Ses Causes*

A Morlaix, plus que partout ailleurs, les ravages occasionnés par la phtisie pulmonaire prennent les proportions d'une calamité sociale.

1° La cause principale est l'infection par les bacilles renfermés dans les crachats du phtisique et dont nous inhalons journellement les poussières.

La phtisie des cigarières relève de ce mode d'origine ; bien que la virulence des bacilles soit extrême au point de persister pendant six mois dans un crachat desséché, le plus souvent, les cils vibratils de l'appareil pulmonaire les expulsent avant qu'ils aient atteint le dernier stade de leur évolution ; mais les causes secondaires, prédisposantes, occasionnelles, que nous énumérons ci-dessous, apportent ici

un appoint considérable au développement de
l'affection.

2° *Hérédité.* — Si la tuberculose ne se transmet
point à l'état de graine de la mère au fœtus, personne cependant n'ignore qu'on nait tuberculisable,
et, il n'est que trop fréquent de rencontrer à Morlaix,
des jeunes gens, à la peau blanche, aux tissus
flasques, à la taille élancée, à la poitrine rétrécie, qui
n'inspirent qu'une médiocre confiance au point de vue
de leur santé dans l'avenir. Ceux-là doivent savoir
prendre les devants pour se défendre.

3°. *Phlegmasie aigüe des organes respiratoires.* —
Les solutions de continuité de l'épithelium de
l'arbre aérien favorisant l'infection, il est aisé de
comprendre le rôle que doivent jouer, en créant dans
les bronches un milieu de culture favorable, les
nombreuses bronchites contractées dans la région ;
après l'épidémie de grippe de 1890, nous avons pu
examiner nombre de jeunes gens tuberculeux qui
faisaient remonter aux manifestations pulmonaires
d'origine grippale, le début de leur maladie.

4° *Alcoolisme.* — L'abus de l'alcool joue ici un rôle
prépondérant dans l'apparition de la tuberculose pulmonaire et dans son évolution ; les employés aux
poids publics attelés aux voitures servant à transporter le beurre, et obligés de par leur pénible métier,
à boire fréquemment, succombent presque tous à la
forme aigüe de la phtisie.

5° *Mauvaise hygiène.* — Dans les chambres étroites
qu'il occupe au milieu des quartiers resserrés de la
ville, ou de ses fangeux faubourgs, tels que Trou-
doustin, véritable cité de Kroumirs, où grouille une
agglomération sans nom, l'ouvrier de Morlaix trouve
dans l'insuffisance d'un air pur, les conditions les
plus favorables pour se tuberculiser. En y ajoutant

l'absence de soleil, les habitudes fâcheuses de laisser sécher sur soi les vêtements mouillés par la pluie, l'alimentation défectueuse au café au lait, aux crêpes, à la bouillie, on peut être suffisamment fixé sur les conditions qui favorisent l'ensemencement du bacille.

Son Evolution

A : *Phtisie aigüe.* — Bien qu'ici la graine et le terrain paraissent réunis pour en favoriser l'évolution, la phtisie aigüe primitive est très rare ; au cours de l'épidémie d'influenza, particulièrement pendant la période des grands froids, j'ai pu observer quelques cas de phtisie aigüe à forme de bronchite capillaire. Chez quelques alcooliques, on rencontre également la phtisie aigüe à forme pneumonique.

Par contre, la phtisie aigüe secondaire, sous forme de pneumonie caséuse diffuse est de règle dans la terminaison fatale de la phtisie chronique.

B : *Phtisie chronique.* — Une des premières formes est la suivante : Des palpitations, un amaigrissement précoce, et chez les femmes de l'irrégularité dans le cours des règles sont les phénomènes le plus souvent observés au début, mais déjà, les manifestations pulmonaires dominent la scène. Ce n'est pas la petite toux sèche, classique que l'on rencontre ; mais, la grosse toux des phtisies à forme bronchitique. En résumé, le début est franc, bruyant; la maladie n'a pas besoin de se chercher ; elle éclate brutalement comme les manifestations des maladies contagieuses, et s'impose au médecin, non seulement par l'auscultation d'une respiration saccadée, mais encore par ses râles sous crépitants nombreux, indice de la congestion pulmonaire concomittante.

Chez ces malades, il est rare de voir la lésion devenir stationnaire ou sommeiller ; la période de ramollissement décelée par les râles humides cavernuleux, se montre du côté des sommets alors que les parties déclives des poumons se congestionnent activement. Les phénomènes nerveux signalés dans le cours de cette période, ayant trait aux anesthésies et aux analgésies sont rares ; il est commun au contraire d'observer les hyperesthésies tégumentaires et musculaires ; les fonctions digestives, jusque-là respectées, perdent de leur vitalité ; la diarrhée apparaît, mais le poumon continue toujours à donner la note dominante.

Puis c'est le tour de la caverne « où tinte le glas funèbre » et c'est une douleur de chaque jour de voir ces malheureux au nez effilé, aux yeux excavés, à l'état squelettique, bâtir leurs rêves d'avenir sur nos ressources thérapeutiques.

Cette première forme de phtisie est la phtisie chronique régulière de Laënnec à évolution franche, dans laquelle les manifestations morbides des autres organes ne sont pas assez accentuées pour faire, même au début, dévier le diagnostic.

Elle s'observe particulièrement chez les ouvrières de la manufacture des tabacs. Dès leur entrée dans l'établissement, la vie en commun dans des locaux sans cesse contaminés, les a marquées pour la phtisie, et la modicité de leurs ressources les désarme pour la lutte entre le bacille et leur organisme. C'est encore la marche de la phtisie héréditaire. Lorsque l'affection évolue de cette façon, les diverses phases ne mettent pas plus d'un an ou deux pour se dérouler.

Il est une deuxième forme de phtisie chronique, moins rapide dans son évolution et plus facilement traitable. On l'observe dans les classes aisées qui peuvent lutter contre elle avec énergie et souvent

avec succès. Elle reste habituellement stationnaire à
la deuxième période ; les symptômes généraux sont
peu accusés, et les symptômes locaux se bornent à
des craquements, des frottements pleuraux et des
râles cavernuleux ; de temps en temps, des poussées
de bronchite ou de congestion pulmonaire inquiètent
les malades, sans donner de coup de fouet à l'acti-
vité du principe morbifique, et en dehors d'elles, ils
vivent de la vie commune, vaquant à leurs affaires
pendant des dix, douze et quinze ans. Cette forme de
phtisie torpide est trop fréquente ici pour la mettre
sur le compte de la constitution ou du tempérament ;
pour nous, l'agent efficace n'est autre que le climat.
Par sa situation dans un bas-fond, qui la met à l'abri
des vents violents, par la proximité de la mer qui
égalise et maintient assez élevée la température pendant l'hiver, et surtout par l'humidité constante qui
agit en quelque sorte sur l'arbre respiratoire, comme
un cataplasme interne, incessamment renouvelé, la
ville de Morlaix s'érige en pays hospitalier pour le
phtisique ; malheureusement, le soleil y a trop peu
d'éclat pour pouvoir la ranger parmi les stations à
rechercher des étrangers.

Une troisième forme de la phtisie chronique observée souvent dans le pays est la phtisie chronique
scrofuleuse. Elle se voit surtout à l'hôpital, chez les
déshérités de la fortune et de la santé, atteints d'ulcères cutanés, de ganglions caséeux, d'abcès froids
et de caries osseuses. Il n'en est guère parmi eux
qui ne présentent un sommet ramolli ou tout au
moins suspect ; et malgré cela, ils ont un bon aspect,
le teint coloré, de la graisse sous la peau ; l'amaigrissement, la fièvre hectique n'existent pas et bien
sûr, ils seraient fortement étonnés si on leur appre-
nait que l'état de leurs poumons laisse à désirer.
Dans cette phtisie scrofuleuse, il est probable qu'il se

fait, par les ulcérations tégumentaires. une sorte de dérivation qui atténue les manifestations morbides du côté des poumons et retarde la marche du bacille envahisseur.

Cela seul permet d'expliquer l'engouement que l'on trouve dans le pays, à respecter les lésions cutanées et particulièrement les éruptions sur le cuir chevelu des enfants.

Tuberculoses Locales

Sous les formes atténuées des tuberculoses locales, le bacille de Koch fait encore de grands ravages.

Si la scrofulo-tuberculose des parents, l'humidité des logements, les proches parentés entre conjoints, lui aident puissamment, le traumatisme et les irritations locales, concourent aussi à le fixer sur tel ou tel organe.

La tuberculose cutanée tient la première place. Les engelures tenaces en sont une des formes atténuées, mais il y a déjà à compter avec les abcès dermiques et les gommes scrofulo-tuberculeuses. Même sous les plus belles carnations, la tuberculose pustulo-ulcéreuse cache ses croûtes sordides et ses ulcères au pus mal lié et au fond verruqueux.

Le lupus à forme épithéliomatoïde est ici très fréquent et la tuberculose verruqueuse, dont j'ai vu un exemple sur les doigts d'un infirmier qui nettoyait à l'hospice les crachoirs de la salle, vient clore la série.

La tuberculose ganglionnaire tient également sa place; depuis la polyadénopathie cervicale des jeunes enfants vivant dans de mauvaises conditions hygiéniques, jusqu'à la suppuration caséeuse, jusqu'aux éternelles fistules qui ne cèdent qu'au fer et au feu, on observe tous les intermédiaires. La négligence des soins de la bouche, où se cultivent comme dans une étuve, dans les meilleures conditions de chaleur et d'humidité, les innombrables microbes qu'elle renferme, joue un grand rôle dans le développement de la tuberculose ganglionnaire cervicale.

Enfin, parler de la tuberculose articulaire et osseuse, c'est rappeler le nombre de jeunes gens atteints de mal de Pott, de coxalgie et de ces malheureux, porteurs d'ostéites, de caries osseuses qui viennent à l'hôpital demander au distingué docteur Prouff, avec le bénéfice pour le présent des grattages et des évidements, ses bons conseils pour l'avenir.

2° *Grippe ou Influenza*

La dernière épidémie de grippe observée à Morlaix s'est montrée vers le 15 décembre 1889. Suivant toutes probabilités, elle y fut importée de Brest, où le premier cas s'était montré le 11 décembre, et débuta par la rue de Paris. Vers le milieu de février, l'épidémie était terminée, mais jusqu'à la saison d'été la constitution médicale de la ville demeura telle que les angines, les bronchites, les catarrhes de toute sorte marquaient le pas sur toutes les autres affections.

Les deux tiers de la population se ressentirent de la grippe ; pour presque tous, la convalescence se fit d'une façon lente et traînante. pour beaucoup, les rechutes furent de règle, pour quelques-uns la mort s'ensuivit. Le chiffre des décès en 1890 fut du reste supérieur de 123 à celui de l'année précédente.

Pour esquisser la grippe il faut la considérer à son stade de début, à la période d'état, (mi-janvier) et à ses jours de déclin.

Ici, comme partout ailleurs, ceux qui payèrent les premiers leur tribut ne furent pas trop malmenés ; il ne leur reste que le souvenir de quelques frissons, d'un violent mal de tête, d'une courbature généralisée et d'une bronchite tenace. Leur grippe fut une forme nerveuse avec manifestations thoraciques atténuées.

Puis vinrent avec la période où la grippe battait son plein, les formes protéiques graves; les unes, par leurs manifestations sur le tube digestif, avec langue saburrale, anorexie absolue et persistante, fétidité très accentuée de l'haleine et température élevée effrayaient l'entourage ; les autres, par leurs localisations à grand orchestre sur les poumons, emportaient le malade sous les yeux du médecin. Les cardiaques, les rénaux durent renoncer à la lutte et c'est de ce fait que l'hospice eut à déplorer la perte du doyen de ses médecins.

A son déclin, l'épidémie se montra plus traitable ; une fièvre violente se déclarait, mais bientôt tout se terminait par une angine, une courbature mal définie, de la pleurodynie. Les otites si fréquentes à Quimper, furent presque nulles à Morlaix.

3º *Variole*

La variole fait encore de trop fréquentes apparitions à Morlaix. C'est ainsi que j'en relève sur les registres de l'hospice civil :

26 cas en 1864
3 — — 1865
19 — — 1870
1 — — 1871
4 — — 1881
5 — — 1882
1 — — 1884
13 — — 1887-88

Cette dernière épidémie que j'ai pu suivre fut apportée de Brest dans l'hospice par une femme aliénée venant chercher à Morlaix les soins que les malades de cette catégorie reçoivent dans l'asile spécial qui en fait partie. Elle dura de novembre 1887 à avril 1888, et entraîna dans le quartier des aliénées quatre décès par variole confluente.

Des ouvriers venant également de Brest, l'apportèrent vers la même époque, dans la ville; l'affection se cantonna dans les quartiers pauvres et mal aérés; les bulletins délivrés à la mairie ne mentionnent que deux décès en ville, par variole confluente; l'un en février, l'autre en mars.

4° *Fièvre Typhoïde*

La fièvre typhoïde est endémique à Morlaix. Bon nombre d'habitants croient qu'elle fut importée dans la ville par le Bataillon de chasseurs qui vint y tenir garnison après la guerre de 1870. Le tableau ci-après des cas relevés sur les registres de l'hôpital civil peut leur permettre d'abandonner cette opinion.

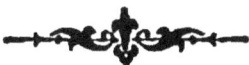

Fièvre Typhoïde

Années	Nombre de CAS	Années	Nombre de cas
1853	3	1872	2
1854	8	1873	7
1855	27	1874	2
1856	8	1875	3
1857	21	1876	5
1858	7	1877	1
1859	6	1878	»
1860	6	1879	2
1861	15	1880	8
1862	11	1881	3
1863	7	1882	4
1864	12	1883	3
1865	1	1884	3
1866	3	1885	7
1867	6	1886	3
1868	2	1887	12
1869	7	1888	9
1870	3	1889	20
1871	8	1890	27

La physionomie de la maladie diffère peu de ce qu'elle est partout ; cependant les phénomènes gastriques sont en général les plus prononcés ; la courbe thermique est très nettement dessinée ; elle reste peu élevée ; les irrégularités qu'on y rencontre dans certains pays paludéens sont ici exceptionnels. Tous les médecins s'accordent à lui reconnaitre un caractère peu grave, la rareté des taches rosées lenticulaires, et la fréquence des complications pulmonaire.

De même qu'elle présente une individualité clinique, la fièvre typhoïde à Morlaix possède une étiologie à elle. Loin d'être comme dans l'armée par exemple, la résultante d'une auto-infection suite de lourdes fatigues, d'encombrement, de nostalgie ; loin de succéder, comme dans certaines régions du midi, soit à une période de chaleur excessive, soit à une insolation passagère ou permanente, elle n'a qu'une façon de procéder pour trouver ses victimes, l'infection.

L'infection est due aux bacilles que l'on trouve dans le sol : le bacille d'Eberth et le bacillus coli ou bacille du colon ; le bacille d'Eberth vit de préférence dans l'eau, le bacille du colon dans le sol contaminé par les matières fécales.

La porte d'entrée du poison presque constante est le tube digestif ; dans le cas contraire, le poumon. C'est dire que l'eau et l'air en sont ses véhicules.

A. *Infection par l'Eau*

En 1889 la municipalité de Morlaix s'inquiéta de la persistance de la fièvre typhoïde dans la localité ; on venait d'avoir sous les yeux l'épidémie de fièvre typhoïde du lycée de Quimper, dans laquelle les internes et les demi pensionnaires s'étaient trouvés frappés dans la proportion de un pour six. En ville aucune personne n'était atteinte à l'exception d'une femme qui buvait également de l'eau du lycée. L'eau que consommaient les lycéens provenait de la citerne de l'établissement voisine d'un égout collecteur des eaux de vidange et d'un champ de foire ; et l'analyse bactériologique y décela le bacille typhique.

La démonstration se montrant suffisament claire, et l'origine hydrique se trouvant de la sorte à l'ordre du jour, la municipalité n'hésita pas à doter la ville d'une canalisation nouvelle qui lui apportait une eau d'une qualité irréprochable. Toutefois, il n'en persiste pas moins certaines dispositions qui rendent encore possible l'infection par l'eau.

(a) — C'est ainsi que l'encaissement de la ville fait que les eaux de pluie peuvent se déverser avec assez de force pour infiltrer les puits et citernes dont quelques habitants font encore usage, et les tuyaux devenus en mauvais état. Les habitants de la ville n'ignoraient pas qu'il était préférable de s'alimenter à la borne fontaine de Colober ainsi qu'à celle de l'hopital, situées toutes deux sur la hauteur, et j'ai toujours tenu pour suspecte la fontaine des Jacobains située en contre bas.

(b) La fréquence des pluies torrentielles qui de temps à autre inondent pendant quelques jours les bas quartiers est une des puissantes causes qui favorisent les infiltrations. En 1887 à la suite d'une inondation des bas quartiers de la ville, beaucoup de cas de fièvre typhoïd: se montrèrent.

(c) Les amas de fumiers entassés devant les fermes suburbaines, entraînés par les pluies, apportent leur appoint à l'infection des eaux de boisson, et les germes typhoïdes étant d'autant plus actifs qu'ils restent un certain temps dans un sol convenable, humide et aéré, il y a lieu de faire un rapprochement entre l'apparition de la maladie en fin d'année et l'exagération à cette époque des journées pluvieuses.

B. — *Infection par l'Air*

Lors des travaux de canalisation faits en 1890 dans le but d'alimenter Morlaix d'une eau d'excellente qualité, il se fit une éclosion de cas de typhus abdominal plus nombreux et plus meurtriers que jamais. Ce fut une épidémie de quartier, qui chaque semaine, suivait la voie tracée par les remuements du sol, de telle sorte qu'en faisant tout pour le mieux, on payait néanmoins un lourd tribut. De cette éclosion se dégageait ce fait : que les causes de l'infection typhoïgène sont muliples. Au contact de l'air et de la chaleur, les couches des terrains remués, imprégnés de débris organiques, s'étaient putrifiés et dégageaient l'agent typhique ; sa dissémination par l'air marchant de pair avec les déblaiements du sol prouvait en même temps qu'il reste tout le temps dans les limites étroites du foyer originel.

La connaissance du contage de nature gazeuse permet de comprendre quel est le rôle que doit jouer la disposition actuellement employée pour se débarrasser des immondices de la ville et en particulier, des matières de vidange.

Tout le monde sait qu'à Morlaix, on pratique en général, le tout à la rivière. Les maisons riveraines des cours d'eau ont leurs tuyaux de vidange qui y débouchent, les latrines publiques aménagées le long de la rivière s'y déversent également et les émanations putrides qui s'en dégagent en été et en automne, particulièrement sur la place du Dossen, dans la rue d'Aiguillon, près du Viaduc, sont bien connues de tout le monde. Bref, la rivière, de ce fait, ne devient plus qu'un dépotoir commun, une fosse fixe monumentale qui traverse la ville à ciel ouvert; les habitants éloignés de la rivière sont réduits, les uns aux ressources du baquet qu'ils viennent vider le soir dans le bassin; les autres à la fosse fixe qui les empoisonne journellement par suite d'absence de tuyau d'évent et périodiquement lorsqu'on les vidange avec le primitif système des vulgaires seaux.

Il est aisé de se rendre compte avec quelle facilité chez les premiers, le bacille pathogène peut se diffuser dans l'air et chez les autres quel milieu favorable doit être cette atmosphère empestée jusqu'au point de nécessiter, les jours de forte dépression atmosphérique, l'évacuation de l'appartement.

5° — *Alcoolisme*

A Morlaix, l'ivrognerie (c'est-à-dire l'alcoolisme sous sa forme aigüe) est beaucoup plus répandue que l'alcoolisme chronique. La modicité des ressources de la population ouvrière, qui toute la semaine ne boit que de l'eau, s'oppose à l'imprégnation profonde et durable de l'organisme.

On ne connaît guère que deux sortes de liqueurs : le doux et le fort; le fort c'est l'eau-de-vie, le « gwin ardent » et c'est au « gwin ardent » que chaque dimanche la bourse et la muqueuse de l'estomac paient un large tribut.

Le Morlaisien n'a pas l'ivresse méchante; il le sait lui-même et va même jusqu'à s'en faire auprès du Brestois un point d'orgueil et d'amour-propre. Lorsqu'il a son compte, il trouve sur le chemin de l'hospice qu'il semble particulièrement affectionner, un lieu de repos tranquille et accueillant; lorsque sa mauvaise étoile le laisse s'égarer sur la grande place, le poste de police dispose pour lui d'un emplacement qui pour être moins moëlleux, n'en est pas moins hospitalier. Parfois cependant son ivresse est mouve-

mentée; et les prouesses accomplies l'amènent à
l'hôpital avec une épaule démise ou une jambe frac-
turée. Je no me rappelle guère avoir soigné de
fracture de jambe survenue dans d'autres conditions.

A la ville, l'ivresse allant jusqu'à la mort ne se
voit pas, et les chutes inconscientes ou volontaires
dans le bassin en sont un épisode distinct. A la
campagne, il est fréquent, au contraire, de faire des
levées de cadavres trouvés à peu de distance des
bourgs, dont l'odeur éthylique jointe à celle répandue
par le relâchement des sphincters trahit de suite
l'origine.

Bien que plus rare, l'alcoolisme chronique a aussi
ses représentants. En général, ils ne couchent pas
au poste de police, et ils bénéficient dans une large
mesure du climat tempéré de leur ville. De ce fait, la
pénétration intime du poison est lente; aussi, pendant longtemps, tout se borne à de la bouffissure de
la face et à une dégénérescence graisseuse qui leur
donnent une fausse apparence de bonne santé.

La pituite, la diarrhée séro-bilieuse en sont longtemps les seules manifestations, et les affections du
foie avec leur cortège de mauvais aloi n'apparaissent
que chez les buveurs restés incorrigibles.

Ici, le système nerveux et le rein sont plus spécialement que tout autre appareil, les tributaires de
l'alcoolisme chronique.

Les trois modes de réaction du système nerveux
sont :

1° La folie transitoire ou delirium tremens ;

2° La lypémanie alcoolique qui alimente les hospices
de Morlaix, Quimper et Dinan.

3° Les paralysies alcooliques.

Le rein manifeste le plus fréquemment par les symptômes de la néphrite interstitielle.

Maladies de l'Appareil digestif

La gingivite expulsive ou piorrhée interalvéolaire s'observe journellement. Le peu de soins que beaucoup de personnes prennent de leur bouche, en favorisant la concrétion du tartre, la pullulation des vibrions et des spores de leptothrix en est la seule cause. L'acidité provenant de la fermentation de cet enduit se joignant à l'humidité du climat fait naître les caries dentaires si répandues dans le pays.

Il me faut également signaler l'hypertrophie du corps des dents, la déviation de leurs racines, leur implantation vicieuse, et spécialement la fréquence des hémorrhagies alvéolaires qui suivent leur avulsion.

La gastrite catarrhale chronique tient une des grandes places dans la pathologie morlaisienne ; dans un diagnostic douteux, il faut savoir serrer de près tout ce qui touche aux poumons, aux reins et à l'estomac.

La gastrite catarrhale chronique reconnaît pour causes : 1° une mauvaise hygiène stomacale ; 2° l'abus de l'alcool ; 3° l'humidité de la région ; 4° les travaux de force.

1° La mauvaise hygiène stomacale provient de l'alimentation défectueuse. Le café au lait pris le matin, le midi, le soir, le lait aigre, la grande quantité de pain qu'on engloutit, la ration insuffisante de viande, tout cela constitue une nourriture dont l'estomac finit par se fatiguer.

2° L'abus de l'alcool prime tout dans la dyspepsie de l'ouvrier. L'habitude qu'il a de prendre à jeun ce qu'il appelle la bigorne, c'est-à-dire de l'eau-de-vie de qualité très-inférieure, détermine sur la muqueuse de l'estomac profondément irritée, les premières manifestations morbides.

3° L'humidité du climat joue un rôle prépondérant.

Bien que cet élément paraisse un peu laissé de côté par les médecins qui exercent dans la localité, il me semble qu'il faut se laisser convaincre en voyant les approches de l'été triompher presque toujours sur les médications les mieux dirigées contre l'asthénie du tube digestif.

4° Les cas nombreux de dyspepsie dûe aux travaux de force relèvent de la vigueur que mettent nos Bretons à accomplir leur dur labeur. Bien que décrite en 1883 par le Dr Coutaret de Roanne, sous le nom d'Entasis splanchnique, cette forme est peu connue. Son mode de production consiste « dans une contrac-« tion subite et violente du diaphragme que distend « brusquement les organes abdominaux avant que « les muscles de l'abdomen aient eu le temps de pa-« rer à la secousse traumatique, en soutenant les « organes par une contraction synergique. Ils sont « tiraillés sur leurs attaches, et le péritoine dont la « puissance de résistance est relativement faible « se déchire ou se décolle sur une certaine étendue, « juste au point où l'effort a porté avec le plus d'in-« tensité. » Il en résulte un petit foyer partiel d'inflammation péritonéale entraînant de la douleur, au niveau du frottement de l'estomac et de la gêne dans son fonctionnement. La douleur provoquée par la pression aux creux de l'estomac, à son bord supérieur, et à son bord inférieur, caractérisent cette forme.

Les gens de la campagne en sont le plus souvent les tributaires ; cependant on l'observe également en ville, particulièrement chez les ouvriers du port employés au débarquement des navires.

Ascarides lombricoïdes. — Dans ce pays, il faut rompre avec le dédain que l'on possède habituellement de parti pris pour les désordres causés par les helminthes ; car, rien ne se voit aussi souvent que la présence dans les selles d'ascarides lombricoïdes ; les manifestations morbides qu'ils entraînent, les accidents nerveux variés, allant jusqu'à simuler les grandes névroses, relevant de la présence des vers intestinaux sont aussi communs à Morlaix qu'ils sont rares à Paris.

Hernies. — En regard de la fréquence des vers intestinaux, cadre l'immunité relative déjà signalée par Malgaigne et Boudin, à l'égard des hernies. Ceux qui ne la connaissaient point devaient à bon droit être surpris de la rareté de cette infirmité chez ceux de leurs compatriotes dont la vie se passe à donner des coups de collier.

Maladies de l'Appareil génito-urinaire

Les maladies vénériennes sont des plus rares.

La continence des jeunes gens qui mériterait d'être proverbiale les met à l'abri de toute contamination. La syphilis y est inconnue, les cas de blennorrhagie très restreints et les médecins ont plus souvent à réduire des paraphimosis qu'à formuler des injections.

Une grande place revient à l'albuminurie. Dans les cas heureux le passage de l'albumine dans les urines n'est que transitoire ; mais, le plus souvent, il relève d'une néphrite chronique interstitielle dont les principaux facteurs sont la goutte et l'alcoolisme.

La lésion reste longtemps stationnaire, grâce à la

douceur du climat ; la grippe et les grands froids de 1889-90, ont fait dans les malades de cette section de nombreuses victimes.

Cette fréquence de l'albuminurie dans ce pays où les opérations d'assurances sur la vie, sont journalières est souvent une source de déboire pour l'assuré qui se présente chez le médecin se croyant indemne de toute tare.

La persistance de l'albumine ; de la rétinite, une prédisposition goutteuse, de la gastrite chronique et par-dessus tout des cylindres nombreux dans l'urine paraissent les seuls indices d'une contre indication à l'assurance.

Maladies de la Peau

Après avoir exposé à l'article « tuberculoses locales » les manifestations cutanées dépendant de l'état constitutionnel, je n'ai guère à mentionner que des particularités relatives à la marche de l'eczéma chez les enfants.

Peu d'enfants échappent à l'eczéma chronique de la face ; le menton, le front, le sillon postérieur du pavillon de l'oreille se recouvrent de croûtes melliformes, et les parents, dont l'opinion est faite d'avance, en suivent l'évolution d'un œil attendri ; le cuir chevelu se prend également ; sous l'influence du grattage, il se fait de la dermite eczématoïde et une éclosion de pustules folliculaires, dont le pus concourre à l'agglutinement des cheveux ; l'enthousiasme augmente, l'enfant a, ce qu'on appelle la toque, et la toque : c'est l'indice d'un état général satisfaisant dans le présent, et d'une constitution robuste dans l'avenir. Malheureusement les poux se mettent de la partie, les croûtes s'épaississent, l'odeur devient nauséabonde, les ganglions cervicaux s'engorgent et l'insomnie, la pâleur, l'aspect languissant de l'enfant complètent le tableau; alors, le médecin a souvent peine à lutter contre ce qu'un simple bonnet en caoutchouc aurait guéri au début.

Ce tableau n'a rien de chargé. Puisse-t-il contribuer à modifier l'opinion que l'on se fait ici des lésions exsudatives de la face et du cuir chevelu.

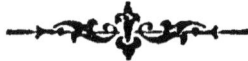

CHAPITRE III

HYGIÈNE MUNICIPALE

Deux maladies ravagent la ville : la fièvre typhoïde et la phtisie pulmonaire, et élèvent à un taux effrayant le chiffre de la mortalité. Tout en pouvant peu contre le terrain, il est possible d'anéantir les foyers prêts pour l'infection. C'est à l'hygiène municipale qui possède les meilleures armes, d'entrer la première dans la lice, et quand elle sait qu'elle va conquérir la disparition de la fièvre typhoïde et amoindrir les ravages de la tuberculose, elle doit être forte pour la lutte. Dans ce chapitre je ne m'occuperai que de l'hygiène municipale.

Prophylaxie de la Fièvre typhoïde

Après avoir comme elle vient de le faire, doté la ville d'une eau potable de bonne qualité, la municipalité a encore à poursuivre :

1° L'apport de l'air dans les quartiers étroits et populeux.

2° L'amélioration du système de vidanges.

3° Certaines modifications relatives à la voirie publique.

4° La destruction des foyers d'infection.

1° *Aération des quartiers populeux et étroits*

Par sa situation dans une vallée, Morlaix étouffe

dans l'étroite enceinte qu'elle ne peut déborder;
dans ses quartiers pauvres, dans ses ruelles, que dis-
je, dans sa Grand'Rue même, où les maisons à
pignons se serrent les unes contre les autres, et se
font vis-à-vis, comme dans les ruelles de Montpellier
ou de la Kasba d'Alger, il faut lever haut la tête
pour voir se détacher la bande grisâtre du ciel, et
l'on se trouve à tâtons en plein jour dans maints
de ses escaliers tortueux et de ses corridors exigus.
Sous le prétexte d'y faire pénétrer la lumière et le
soleil, il n'y a pas à éventrer la ville ; avec le temps
toutes ces ruelles, qui ne sont, comme on l'a écrit,
que des anachronismes de l'hygiène disparaîtront, et
comme vient de s'effriter sous la pioche des démolis-
seurs, le quartier des Lances, si affectionné par
la duchesse Anne, le souffle de l'hygiène, peu à peu
passera sur le pays, emportant avec lui, comme un
château de cartes : la venelle au Beurre, la venelle
aux Archers, la venelle aux Pâtés, etc...

Pour le moment, le but à poursuivre est l'aération
de jour et de nuit. Le rôle d'une ventilation constante
est tellement grand que les Italiens affirment que,
partout où l'air et le soleil n'entrent pas, c'est le
médecin qui entre; de même, un hygiéniste français,
sous forme de boutade, prétendait que le meilleur
désinfectant était celui qui sentait le plus mauvais
parce qu'il obligeait à ouvrir toutes les fenêtres.

La municipalité en imposant à son collège, à sa
prison, à sa manufacture et à ses établissements
publics, un moyen pratique d'aération, le fera passer
dans l'hygiène privée. Ce moyen pratique d'aération
permanente des chambres est le dispositif suivant,
adopté également dans un grand nombre de casernes
et d'établissements publics. M. le docteur Castaing,
médecin-major de l'armée, le décrit ainsi, sous le nom

do nouveau dispositif d'aération par l'emploi do deux
vitres à ouvertures contrariées :

« Une première vitro extérieure est placée dans la
« feuillure do la fenêtre comme elle l'est actuellement
« dans toutes les fenêtres, mais avec cette particula-
« rité, qu'elle est coupée trop courte, de façon à
« ménager un espace de quatre centimètres environ,
« entre son bord inférieur et la partie inférieure do la
« feuillure ; cette vitro n'est donc maintenue que par
« trois bords ; le bord supérieur et les deux bords
« latéraux. Une deuxième vitro intérieure est placée
« du côté de la chambre (la chambre étant fermée)
« dans une feuillure pratiquée de telle façon que les
« deux vitres soient séparées l'une de l'autre d'envi-
« ron huit à dix milimètres ; mais, contrairement à la
« vitro extérieure, cette vitro intérieure est maintenue
« dans sa feuillure par son bord inférieur et ses deux
« bords latéraux : coupée trop courte également, son
« bord supérieur n'atteint pas la feuillure supérieure
« dont il est séparé d'environ quatre centimètres. Ces
« vitres sont maintenues à la façon ordinaire.

« On comprend aisément comment se produit
« l'aération ; l'air extérieur plus froid pénètre par
« l'espace ménagé entre le bord inférieur de la vitro
« extérieure et la vitro intérieure : au contact de
« celle-ci, maintenue plus chaude par la température
« plus élevée de l'air de la pièce, il s'échauffe et
« monte entre les deux lames de verre pour s'écouler
« par l'espace ménagé libre, à la partie supérieure de
« la vitro intérieure ».

Ce dispositif ingénieux, simple, si pratique et si
peu coûteux réalise les meilleures conditions d'aération à employer dans les habitations collectives, et à
conseiller dans les habitations privées qui ne bénéficient pas des avantages d'un air pur, renouvelé
incessamment.

2° *Amélioration du système de vidanges.*

La question du système de vidanges est la pierre d'achoppement. — La grande source d'infection de la ville en effet, réside dans le débouché des matières à la rivière, véritable fosse morte, parfois stagnante, souvent à découvert, et presque toujours nauséabonde. Comme une plaie infectée que le chirurgien met à nu pour mieux l'antiseptiser, il faut trancher dans le vif, et bien être persuadé de ce fait que tant que les matières fécales traverseront la ville, celle-ci restera à la fois vassale et victime de l'infection typhoïdique ; elle ne sera victorieuse que le jour où de larges tuyaux avec fortes chasses les emporteront, soit à la rade, soit dans les champs d'irrigation qui les filtreront et les utiliseront ; ce jour-là, la société d'hygiène de Morlaix pourra l'inscrire comme la date mémorable d'une précieuse conquête.

A rejeter aussi la fosse fixe, qui par son étanchéité illusoire infecte le sol adjacent, par son exiguité s'oppose au lavage des cabinets qu'elle dessert, et par son mode actuel de vidanges infecte tout un quartier.

En attendant le système d'une canalisation souterraine préalablement étudiée dans tous ses détails, qui sera le véritable réseau intestinal de la ville, j'estime que la municipalité adoptant pour ses latrines publiques, ou pour ses habitations collectives en voie de construction, la tinette mobile, marche à un progrès considérable. Ces tinettes mobiles doivent être en zinc, de façon à être bien étanches, et être pourvues d'un couvercle pouvant hermétiquement s'y adapter, de façon à ce que le contenu ne répande aucune odeur lorsque les voitures viendront l'enlever pour le porter aux dépotoirs ruraux qui n'ont aucun inconvénient pour les petites villes.

De l'huile lourde de houille ou une solution aqueuse

do sulfate de fer au 1/10ᵐᵉ versées chaque matin par le conduit de chute en assurerait la désodorisation.

2° *Modifications relatives à la voirie publique.*

Les ordures ménagères déposées sur la voie publique pour être enlevées avec les balayures de la rue, seraient avantageusement disposées dans des boîtes individuelles.

La fréquence des pluies abondantes amène, particulièrement dans les ruisseaux des bas quartiers, des matières organiques nuisibles à la santé. L'état défectueux de leur pavage est un défaut capital, au point de vue de la facilité de l'écoulement. Leur désinfection peut se faire facilement, par le lavage avec le chlorure de chaux marquant de 100 à 105°, employé dans la proportion de 1 kilog. pour 20 litres ; lorsque l'eau est corrompue, il est facile de détruire les germes de la fermentation putride, en lavant les ruisseaux avec de l'eau phéniquée à 1 pour 100.

— Les urinoirs publics contribuent plus que les latrines elles-mêmes à infecter le voisinage ; tels qu'ils sont actuellement construits, ils pèchent par leur crépissure, qui de ce fait, rend les murs garnis d'aspérités, et les laisse impropres à un lavage parfait ; ils pèchent également par l'absence de dalles ardoisées et de chute d'eau. Avoir un mur lisse, qu'on badigeonne tous les trois mois avec un lait de chaux, mélangé de substances antiseptiques ; faire un lavage quotidien avec une brosse imbibée d'une solution d'acide chlorhydrique à 1 pour 15, suivi d'une large aspersion d'eau, tels sont les meilleurs moyens de détruire l'infection.

Une odeur assez répandue qui n'est pas sans contrarier fortement l'odorat est celle qu'exhalent les bouches d'égout où l'on déverse l'eau des bains

sulfureux. Les industriels et les particuliers pourraient la faire disparaître en versant préalablement
dans l'eau de la baignoire avant de la vider, 100
grammes de poudre de sulfate de zinc.

En 1881, le préfet de la Seine prescrivait que les
emplacements où les bestiaux auraient séjourné, sur
le marché de la Villette, seraient, après chaque tenue
du marché, lavés à grande eau et après chaque
lavage, arrosés avec une solution désinfectante. A
Morlaix, j'estime qu'en raison de la proximité de la
caserne Colbert, cette mesure serait bonne à prendre
après chaque tenue du marché aux choux, qui se fait
sur la place des Jacobins.

4° *Destruction des foyers d'infection.* — La
municipalité n'a pas à s'occuper des moyens de désinfection employés par l'entourage du malade pour se
soustraire à la contagion ; mais, elle ne doit pas
perdre de vue qu'elle a à assurer la sauvegarde de
ses administrés. Là où un cas de fièvre typhoïde
s'est montré, il y a un foyer créé ; les déjections, les
objets souillés par le malade, les vêtements devien-
nent des éléments de contagion. La municipalité
doit s'opposer à la dissémination du poison :

1° En détruisant ces propriétés nocives par la
désinfection.

2° En facilitant les moyens de désinfecter.

1° *Destruction des propriétés nocives.*

L'assainissement d'une ville est le triomphe de la
canalisation souterraine et de la désinfection; c'est
à ces seules causes que les villes anglaises doivent
leur salubrité, que Southampton par exemple a une
mortalité proportionnellement moitié moindre que
le Havre.

La désinfection incombant à la municipalité doit porter sur les latrines, les vêtements et la literie du malade.

Je n'insisterai pas sur la désinfection des latrines. Que le commissariat de police, la mairie, le bureau de bienfaisance, mettent gratuitement à la disposition de l'intéressé la substance antiseptique choisie par le comité d'hygiène de Morlaix, peu importe ; la mise en pratique est trop simple pour en parler. Néanmoins, j'insisterai sur les propriétés très antiseptiques, actuellement à l'ordre du jour, du lait de chaux, employé pour la désinfection des fosses d'aisance. Les difficultés réelles se rencontrent dans le mode de disposition à adopter pour celle des objets de literie, des linges et des vêtements.

Trois modes peuvent être mis en usage. Ce sont :

A. Les fulmigations sulfureuses.

B. L'immersion dans les liquides antiseptiques.

C. L'emploi de la chaleur.

A. — *Les Fumigations sulfureuses*

Les fumigations sulfureuses consistent par la combustion de fleur de soufre, dans la proportion de vingt grammes par mètre cube d'air, dans le dégagement de gaz sulfureux qui pénètre dans l'intimité des tissus et y détruit les germes et les miasmes ; son mode d'emploi est très simple : la fleur de soufre est versée dans des récipients métalliques, que l'on place au centre d'une cuvette ou sur une brique réfractaire ; avant d'allumer, il faut avoir soin de répandre un peu d'alcool pour avoir une combustion prompte ; et, celle-ci établie, les effets suspects, préalablement bien étalés dans la chambre, subissent une énergique désinfection.

Ces fumigations n'exigeant qu'un matériel de peu d'importance, et quelques kilogrammes de soufre sont certes un procédé qui parait se recommander de lui-même par sa simplicité.

En regard de ses avantages, il est bon de faire ressortir la minutie des précautions que cette méthode entraîne. Il faut avoir préalablement fermé avec du papier collé toutes les issues de la chambre ; en avoir enlevé le fer, le cuivre, l'argent, qui seraient noircis par le dégagement gazeux ; il faut encore laisser close la chambre, pendant vingt-quatre heures, et ne s'y établir à nouveau qu'après une large ventilation ; et tout cela entraîne en somme l'évacuation de la chambre pendant un laps de temps, variant de 36 à 48 heures ; par dessus tout enfin, il y a le danger de l'incendie, et dans des maisons s'accotant l'une contre l'autre, cette raison n'est pas à négliger.

Nombre de ces *desiderata* pourraient être évités par l'emploi d'un système analogue à celui des bougies sulfureuses actuellement adoptées pour désodoriser l'air des chambres d'un malade. Un industriel, s'attachant à en modifier le volume, la mèche et les proportions de soufre par rapport à celles de la stéarine, qui en font la partie constituante, arriverait peut-être à utiliser favorablement le principe.

Présentement, j'estime que les précautions qu'entraîne l'opération de la sulfuration et surtout les dangers d'incendie auxquels elle expose, sont des motifs suffisants pour ne pas l'ériger en méthode à adopter.

B. — *Immersion dans les Liquides antiseptiques*

L'emploi des liquides antiseptiques peut à bon droit compter de nombreux partisans.

Son principe est le suivant :

1° Deux solutions désinfectantes, l'une forte, l'autre faible, sont mises à la disposition de la personne qui sera chargée de l'opération.

J'adopte de préférence à toute autre la solution forte d'acide phénique à 4 pour 100, et la solution faible d'acide phénique à 2 pour 100.

La solution forte est spécialement réservée à l'arrosage des sommiers et des plumes des oreillers.

Dans la solution faible, on doit immerger le linge de corps, les effets de laine, le contenu en laine et en crin des matelas, traversins et oreillers; ces derniers sont ensuite soumis à l'ébullition dans l'eau ordinaire, puis lavés à l'eau froide et séchés. Cette même solution servira également à frotter les bois de lit et autres objets se trouvant dans la chambre.

Je crois être dans le vrai en avançant que cette manutention antiseptique ne sera jamais mise en pratique; je veux bien faire des réserves pour les draps du lit, pour le linge de corps, mais je suis convaincu qu'au moment de plonger dans la marmite régénératrice le seul habit convenable que peut posséder l'ouvrier de peu d'aisance, la crainte de sa détérioration l'emportera sur les légers scrupules de son manquement à l'antiseptie.

C. — *Emploi de la chaleur*

Les expériences de date récente sur la destruction des germes morbifiques ont montré que l'air chaud, porté à la température de 100 à 105° détruisait les bacilles; les spores de bacilles, plus résistantes, ne sont détruites qu'à + 140. Une légère altération des tissus commençant à se manifester à + 120°, le mode de désinfection était sujet à caution.

Par contre, l'exposition pendant dix minutes à de

la vapeur marquant 110°, détruisant absolument les germes les plus résistants, sans altérer les tissus, faisait ressortir tous les désavantages de la désinfection par la chaleur humide.

La désinfection par l'étuve et surtout par l'étuve à vapeur sous pression, venait de conquérir sa place au premier rang. Celle du système Geneste et Herscher, soit fixe, soit locomobile, est un instrument de désinfection excellent; son principe est le suivant : « Faire arriver sur les matelas, le linge de « corps, les vêtements, etc., placés dans un cylindre « métallique, de la vapeur à 115°, qui, par sa pres- « sion pénètre intimement dans toutes les parties des « matières à désinfecter. »

L'avantage des étuves ressort tout d'abord : 1° de la destruction absolue de la virulence et de la végétabilité de tous les microbes; 2° de la rapidité de l'opération qui demande un maximum de trente-cinq minutes, y compris le séchage; 3° de la conservation absolue des tissus sur lesquels on opère; 4° du peu de combustible nécessaire à la mise en train et à la marche de l'appareil, 100 kilogrammes de charbon (de 2 fr. 25 à 2 fr.50) suffisent pour faire fonctionner l'étuve de dix à douze heures.

Non seulement Paris, mais beaucoup de villes en France, parmi lesquelles je citerai Brest, et même des établissements privés possèdent ces instruments de désinfection.

Dans les petites villes, où la municipalité se trouve souvent aux prises avec l'équilibre de son budget, il y a lieu de prendre toujours en considération, avant de voir le travail effectué, la somme qui sera dépensée. Une étuve, telle qu'il la faudrait à Morlaix, coûterait, avec la chaudière, 4,900 francs, non compris les frais de tranport, d'installation et de montage.

C'est là un chiffre qu'une bonne aubaine seule peut
faire baisser. Les largesses d'un homme généreux
ont doté la ville de son théâtre ; aussi je ne doute pas
un seul instant de voir les libéralités de la classe
riche venir affranchir dans un temps prochain, du
large tribut que paient annuellement à la maladie les
déshérités de la fortune. Et ce n'est pas seulement
contre la fièvre typhoïde qu'on pourra se défendre ;
c'est contre la variole, journellement suspendue sur
les têtes bretonnes, c'est contre le typhus, acclimaté
au Finistère, contre les maladies les plus meurtrières
enfin, dont la proximité d'une grande ville maritime
nous rend tributaires.

2° — *Moyens de faciliter la désinfection*

Si l'on veut en retirer tout le bénéfice il faut la
faire marcher de l'avant. Ce n'est point au malade à
en réclamer les mesures salutaires ; c'est à ces mesures elles-mêmes d'aller au devant de lui.

1° Un des premiers moyens de garantie est la
dénonciation du foyer infecté, et l'exposé des mesures
à prendre.

Dès l'année 1848, un arrêté royal qui paraissait en
Belgique, prescrivait que le médecin appelé à donner
ses soins à une personne atteinte de maladie conta-
gieuse ou transmissible, devait envoyer immédiate-
ment au bureau d'hygiène un avis sanitaire donnant
l'indication de la maladie, l'adresse du malade, dire
s'il y avait possibilité ou non d'isoler le malade dans
son habitation, si des mesures spéciales d'assainissement et de désinfection étaient nécessitées par l'état
du logement et des égouts, par la qualité de l'eau à
boire, et quels étaient les moyens à employer pour la
désinfection.

Actuellement, il me semble que rien ne serait plus

facile que de mettre à la disposition des médecins de
Morlaix des bulletins d'assainissement et de désinfection qu'ils pourraient remplir au domicile du
malade, et envoyer pour exécution des mesures à
prendre, à la mairie du lieu.

C'est du reste, ainsi que se pratique aujourd'hui à
Paris, le mode de demande de désinfection.

2° Le second moyen est de mettre l'étuve elle-même
à la disposition du public, et de la faire fonctionner à
proximité de la demeure du malade :

A Paris, où la municipalité dispose à la fois d'étuves
locomobiles, d'un nombreux personnel, et d'espèces
sonnantes qui facilitent toute réquisition, c'est parfait.
Ces nombreuses ressources permirent même, au
cours d'une épidémie de suette miliaire qui sévissait
récemment dans quelques départements du centre de
la France, d'envoyer dans les villages, dans les
hameaux, dans les fermes isolées où se montrait la
maladie, un véritable train sanitaire d'étuves locomobiles légères, qui de la part des populations rurales,
devint l'objet d'un véritable engouement.

A Morlaix, je suis persuadé qu'on atteindrait le
but désirable, en se contentant d'installer dans une
des annexes de l'hospice, une étuve fixe, et, avec
deux charriots munis d'une caisse hermétiquement
fermée, dont l'un irait chercher et l'autre rapporter
au domicile du malade les effets et la literie, avec des
séances de désinfection établies à certains jours de la
semaine, l'hygiène de la ville serait assurée d'une
façon large et efficace.

PHTISIE

─────●─────

Prophylaxie de la Phtisie pulmonaire

─────◄○○○►─────

Le crachat, c'est l'ennemi ; l'ennemi traître par sa dissémination, son extrême diffusibilité à l'état sec, et la virulence de ses bacilles. MM. Malassez et Vignal voulant chercher à réaliser aussi exactement que possible les conditions dans lesquelles se trouvent placés les crachats projetés journellement sur le pavé des rues, ont fait dessécher des crachats de tuberculeux, les ont humectés avec de l'eau, les ont de nouveau desséchés, pulvérisés, et après ces dessications et humectations successives, ont constaté que les bacilles avaient conservé toute leur virulence.

En conséquence, l'air, le plancher des chambres, les soubassements des murs recèlent tout particulièrement l'agent virulent.

C'est dans les habitations collectives, et particulièrement dans la manufacture de tabacs, terrain journellement ensemencé, que se réunissent les meilleures conditions de culture et de propagation ; là où est le mal, peut porter le remède.

1° L'aération doit tenir la première place. Pendant tout le temps que l'établissement n'est pas occupé, les fenêtres des deux côtés doivent rester ouvertes pendant le jour. En dehors de ces conditions, la ventilation doit être assurée par l'évacuation des salles pendant dix minutes au milieu du travail de la matinée et de celui de l'après-midi : l'installation des doubles carreaux à ouvertures contrariées, décrite plus haut, est également un mode d'aération à prendre en considération.

2° Un des moyens de se mettre à l'abri de l'infection par les planchers est de ne jamais les balayer avant d'avoir préalablement enrobé d'une substance antiseptique les poussières qui y sont répandues. En humectant le sol d'une légère couche de sable phéniqué, on se met à l'abri de l'absorption des poussières virulentes.

Le lavage à grande eau doit être absolument proscrit ; soit qu'il exhume des interstices disjoints des planchers des matières organiques, soit qu'il aide à la fermentation des matières putrescibles qui y pullulent, il est absolument condamnable. Un lavage au sable phéniqué, pratiqué tous les quinze jours, doit lui être substitué.

3° Les murs infectés, particulièrement dans leur partie basse, par les crachats, les matières organiques et les poussières qu'ils recèlent auront tout avantage à être recouverts d'un enduit imperméable et le silicate de zinc, très usité en Angleterre doit obtenir la préférence ; cela permettrait de pouvoir tous les huit jours leur faire subir un lavage antiseptique qui est chose absolument indispensable.

Le mode de lavage à adopter est le poudroiement à l'aide d'un appareil de pulvérisation. Bien qu'il soit aujourd'hui démontré que le poudroiement même de l'eau pure, est un excellent moyen d'assainissement, puisque de ce fait, les particules organiques mélangées aux poussières, sont rapidement oxydées et détruites par leur contact avec les globules d'eau, il y a avantage à pulvériser sur les murailles infectées par les micro-organismes pathogènes, les solutions antiseptiques. Le pulvérisateur Génoste et Herscher jouit en ce moment d'une vogue méritée. Cet appareil comprend : un récipient contenant une solution antiseptique ; une petite pompe aspire le liquide contenu dans le récipient et le refoule dans un pulvérisateur relié à la pompe par un long tube en caoutchouc ; cette pompe étant, par l'intermédiaire d'un petit volant, mise en mouvement, le liquide sort du pulvérisateur, sous forme de brouillard épais. Une brouette de construction légère qui supporte le récipient permet de le transporter d'un point à un autre avec la plus grande facilité.

Cet appareil, utilisé de divers côtés, dans les hôpitaux, dans les habitations particulières, a donné notamment d'excellents résultats pour la désinfection des écuries de l'école supérieure de guerre, au cours d'une épidémie sur les chevaux de cette école, en 1887.

Une pulvérisation faite tous les quinze jours sur les murs de la manufacture de tabacs, sur ceux du collège, de la prison, du poste de police, serait l'application d'un des plus puissants moyens d'action que nous possédons pour la désinfection nosocomiale.

Arrivé au terme de la tâche que je me suis imposée, qu'il me soit permis d'exprimer mon désir, de voir se réaliser l'application des mesures sanitaires que je préconise, dans l'intérêt d'une population que j'estime et que j'affectionne.

A Morlaix, le 15 Novembre 1891.

Dᴿ. BARET.

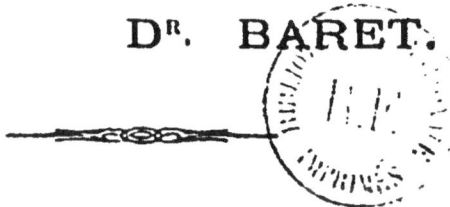

Morlaix, Imprimerie, Lithographie, Papeterie et Reliure
de J. LETREGUILLY, Place Thiers, 11

34

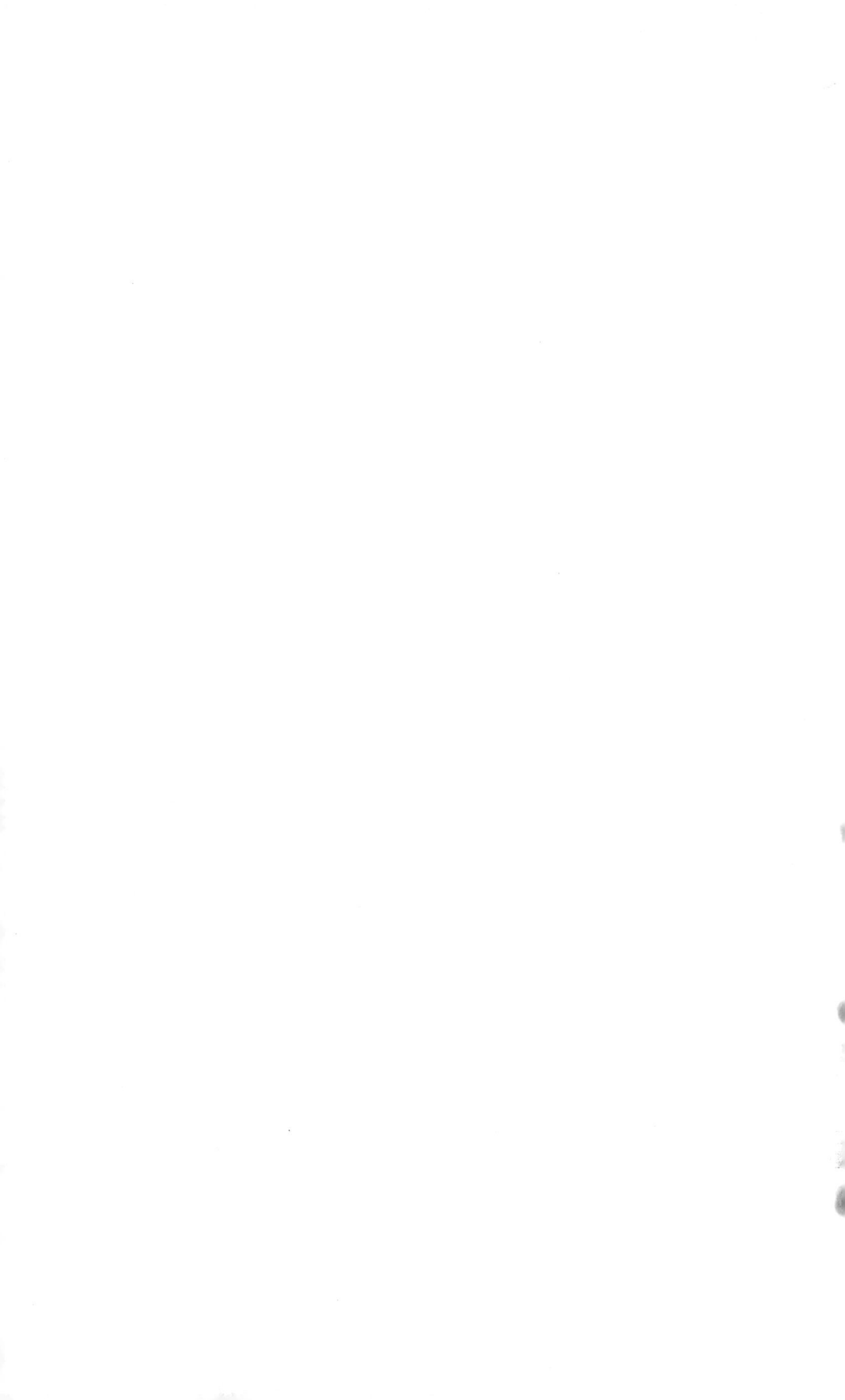

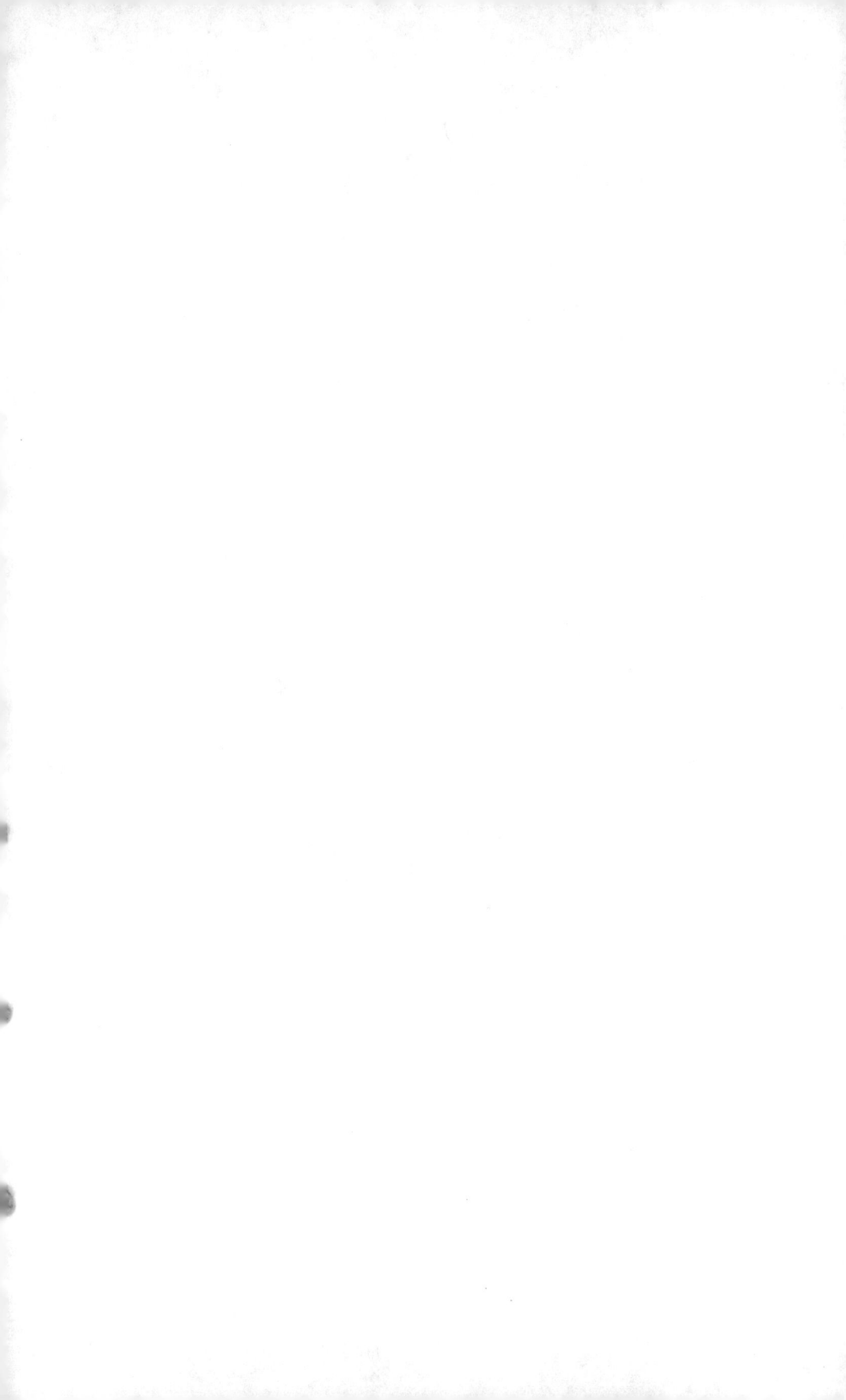

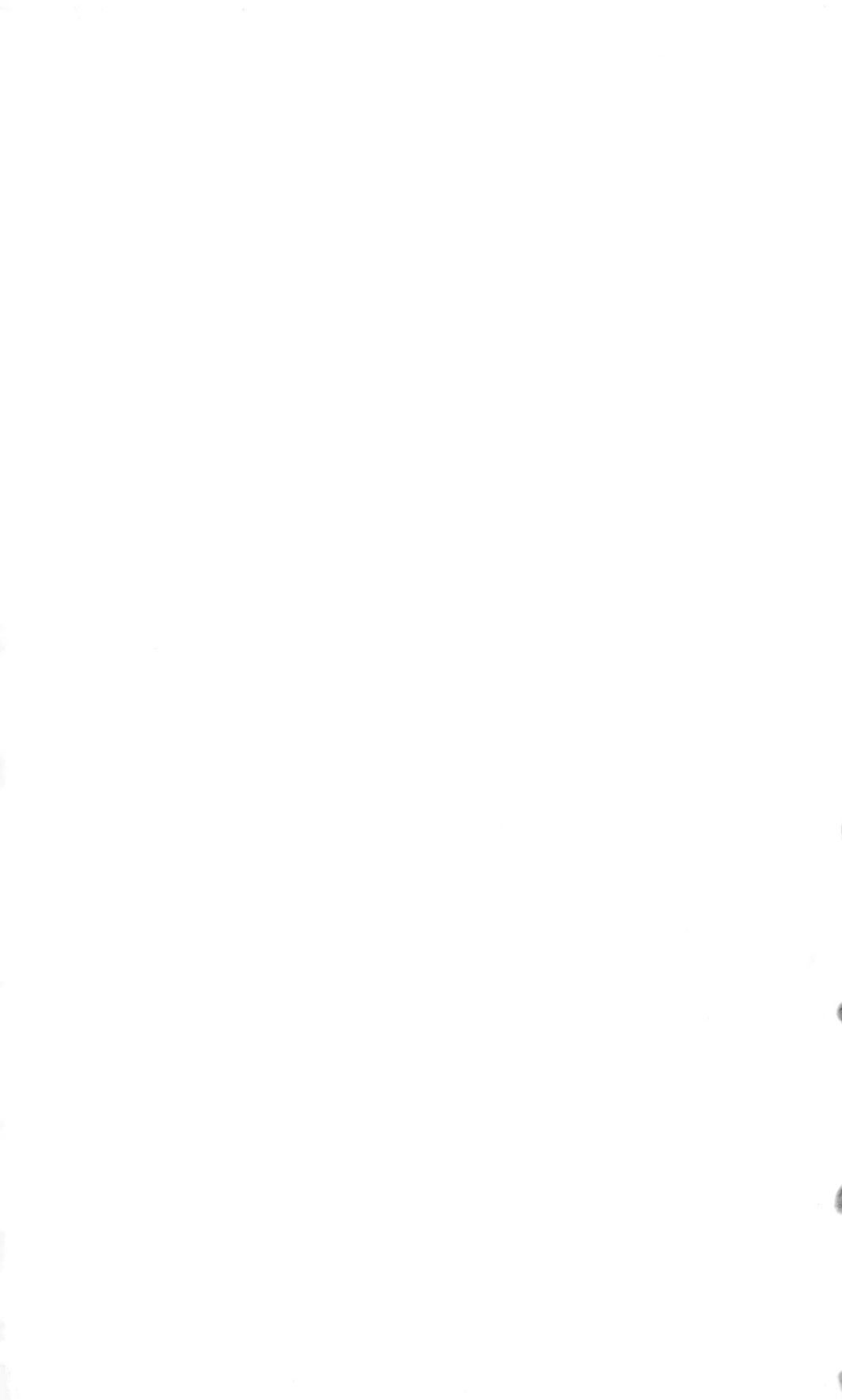

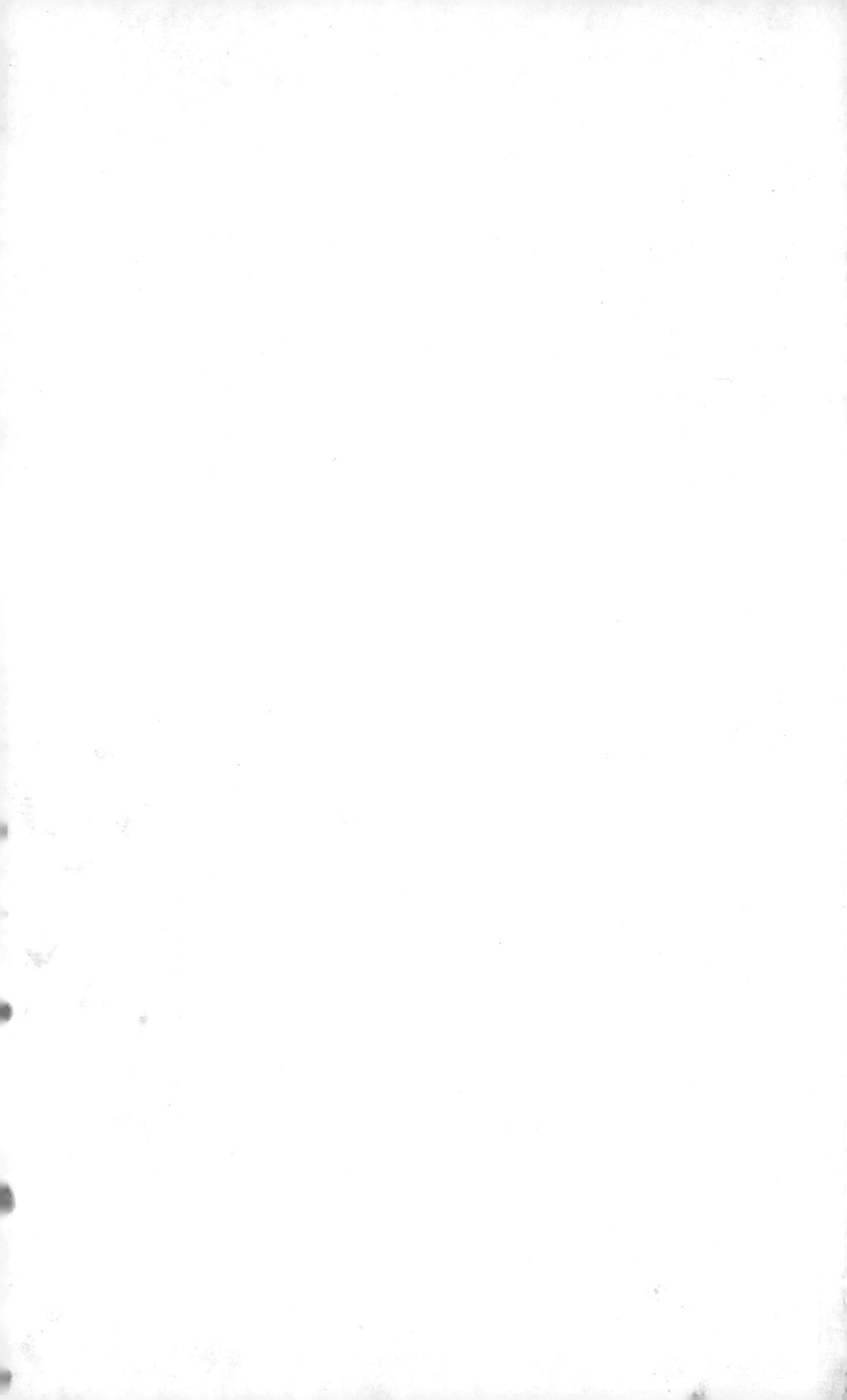